ALTERNATIV HEILEN

Herausgegeben von Gerhard Riemann

Anette Frankenberger ist staatlich anerkannte Erzieherin und Paar- und Familientherapeutin. Seit 1982 arbeitet sie intensiv mit den Kalifornischen und den Bach-Blütenessenzen. Als anerkanntes Mitglied der kalifornischen »Flower Essence Society« ist sie durch Vortrags- und Seminartätigkeit in der Erwachsenenbildung engagiert.

Von Anette Frankenberger sind außerdem erschienen:

Die kalifornischen Blütenessenzen (Band 76036)
Blütenessenzen für Schwangerschaft und Geburt (Band 76096)
Blütenessenzen für Frauen (Band 76097)
Blütenessenzen für Partnerschaft und Sexualität (Band 76099)
Blütenessenzen für Spiritualität, Traum und Kreativität (Band 76100)

Dieses Buch wurde auf chlor- und säurefreiem Papier gedruckt.

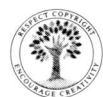

Originalausgabe Mai 1995
© 1995 Droemersche Verlagsanstalt Th. Knaur Nachf., München
Umschlaggestaltung: Susannah zu Knyphausen, München
Satz: Orchid Project, München
Reproduktion: Franzis-Druck, München
Druck und Bindung: Appl, Wemding
Printed in Germany
ISBN 3-426-76098-7

5 4 3 2 1

Anette Frankenberger

Blütenessenzen für Schulkinder

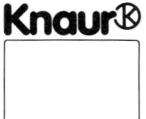

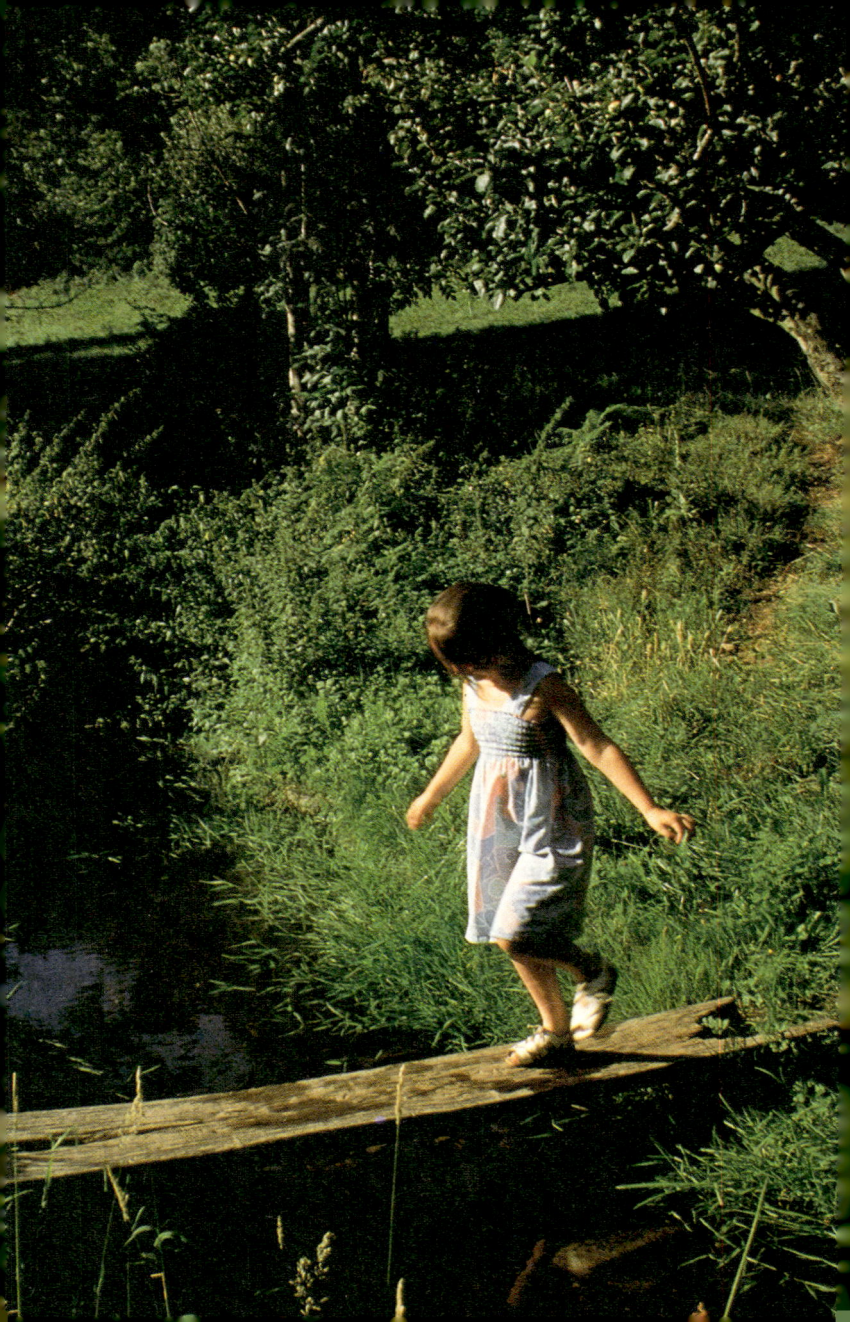

Ein Lebensweg mag von gewissen Situationen aus noch so sehr determiniert scheinen, er trägt doch stets alle Lebens- und Wandlungsmöglichkeiten in sich, deren der Mensch selbst irgend fähig ist. Und die sind desto größer, je mehr Kindheit, Dankbarkeit und Liebesfähigkeit wir haben.

Hermann Hesse

Inhalt

Einführung

Dieses Buch wendet sich an alle Eltern, die ein Kind oder mehrere Kinder in der Schule haben, sowie an Lehrer und Erzieher, die mit Schulkindern arbeiten. Mit einer Auswahl bestimmter Blütenessenzen zu den Themen Schule und Lernen will ich eine kurze Einführung in die Blütentherapie geben. Das erleichtert den Einstieg in den Umgang mit Blütenessenzen. Auf diese Weise kann man sich Stück für Stück mit der Blütentherapie vertraut machen.

Die Blütentherapie nach Dr. Bach ist eine wunderbar einfache, natürliche und sanfte Methode, die primär nicht körperliche, sondern seelische Zustände behandelt. Aus wildwachsenden Blüten werden verschiedene Essenzen hergestellt, von denen jede auf eine ganz bestimmte Unausgeglichenheit der Persönlichkeit abgestimmt ist. Jede dieser Essenzen kann in uns »schlafende« innere Qualitäten wecken und harmonisiert auf diese Weise negative Gemütszustände wie Angst, Unsicherheit, Erschöpfung, Ungeduld und Streß. Von dieser seelischen Gesundheit profitiert dann auch unser Körper.

Gerade mit Schulkindern habe ich innerhalb meiner Beratungstätigkeit immer wieder eindrucksvolle Erfahrungen gemacht. Auf typische Symptome wie Konzentrationsstörungen, Unruhe und Überforderung kann man gut und nebenwirkungsfrei mit Blütenessenzen eingehen.

Was ist Blütentherapie?

Der englische Arzt und Homöopath Dr. Edward Bach (1886–1936) entdeckte 1930 auf seiner Suche nach einem universellen und vollkommen unschädlichen Heilmittel, daß Essenzen aus bestimmten Blüten die Kraft haben, menschliche Gemütszustände zu harmonisieren und zum Positiven hin zu verwandeln. Durch seine eigene Krebserkrankung und Genesung hatte Bach selbst erfahren, wie wichtig die Harmonie der Seele für die körperliche Gesundheit eines Menschen ist. Daraus erwuchs die Erkenntnis, daß es nicht ausreicht, bei Krankheit nur den Körper in irgendeiner Weise zu behandeln, sondern daß für eine ganzheitliche Heilung gerade die Persönlichkeit des einzelnen und dessen Gemütsverfassung mit einbezogen werden müssen. Bach erkannte, wie vor ihm bereits Samuel Hahnemann (Begründer der Homöopathie), daß Krankheit allein in einer Disharmonie der Persönlichkeit ihren Ursprung hat. Damit sind vor allem Persönlichkeitsanteile wie Stolz, Grausamkeit, Haß, Eigenliebe, Unwissenheit, Unsicherheit und Habgier gemeint, die Edward Bach als die »eigentlichen Grundkrankheiten der Menschheit« bezeichnete. Ein Beibehalten solchen Verhaltens hat schädliche Auswirkungen auf unseren Körper und führt letztlich zu Krankheit. Somit ist Krankheit also kein Feind, den es unter allen Umständen zu bekämpfen gilt, sondern sie ist ein Korrektiv, das uns hilft, unsere eigentlichen menschlichen Qualitäten wiederzuentdecken und zu entwickeln. Die Seele ist nach Bach jener Teil in uns, der den göttlichen Funken verkörpert, das höhere Selbst, das weiß, welcher Weg für jeden einzelnen von uns der richtige ist, und uns z. B. durch Krankheit immer wieder darauf hinweist, daß wir von unserem eigentlichen Weg abgekommen sind.

Bach schreibt in seinem Aufsatz »Heile dich selbst«: »Krankheit, auch wenn sie grausam erscheint, ist im Grunde wohltätig und zu unserem Besten; und wenn wir sie recht verstehen, kann sie uns zu unseren wesentlichen Fehlern führen.«

Das ist der Punkt, an dem die Blütenessenzen ansetzen. In den meisten Fällen ist es aber so, daß wir keinen Zugang zu den Ursachen unserer Krankheit oder unseres Unwohlseins haben und daß es uns bei allem Bemühen nicht gelingt, herauszufinden, worauf uns dieser oder jener Zustand aufmerksam machen will. Und oft genug verändert sich an unserem körperlichen Zustand nichts oder nur wenig, obwohl wir meinen, den Grund dafür zu kennen.

Erstens liegt die Ursache mancher Krankheit im Unbewußten, denn wären wir uns vollkommen klar über unsere Schattenseiten und Verstrickungen, so wären wir nicht erkrankt. Und zweitens sind wir ja gerade bei unseren eigenen Themen und immer wiederkehrenden Geschichten »betriebsblind«, weil diese blinden Flecken von negativen Gefühlen und seelischen Verletzungen überlagert werden. Die Blütenessenzen sind also dazu da, uns bei diesem Prozeß der Selbsterkenntnis zu helfen. Sie können als eine Art Katalysator der Seele angesehen werden, da sie selbst keine Zustände hervorrufen können, die nicht in der betreffenden Person bereits angelegt sind. Vielmehr sind sie Schlüssel zu den Toren unseres Unterbewußtseins und helfen uns dabei, herauszufinden, wo das innere Ungleichgewicht liegt. Die Blütenessenzen sind in der Lage, den Zugang zu jener inneren Quelle wieder herzustellen, die Edward Bach den »inneren Arzt« nannte. Also zu jenem Teil unserer Seele, der den Weg aus der Krankheit kennt und uns auch helfen kann, aus uns selbst heraus wieder gesund und »heil« zu werden.

Bach hat erkannt, daß es für jeden Seelenzustand eine bestimmte Blüte gibt, die diesen Zustand ausgleichen und harmonisieren kann. Um mit Blütenessenzen zu arbeiten, ist es folglich völlig unerheblich, welche Krankheit der Mensch hat, vielmehr wird ausschließlich darauf geachtet, in welcher seelischen Verfassung er sich befindet. Man fragt also nach den Ängsten und Sorgen, welchen Stimmungen der Betreffende unterworfen ist und was er für Verhaltensweisen zeigt. Nach diesen Kriterien werden dann die entsprechenden Blütenessenzen ausgewählt und eingenommen.

Was sind Blütenessenzen und wie kann man sich ihre Wirkung vorstellen?

Blütenessenzen sind Schwingungsheilmittel, die vorhandene Disharmonien auf einer extrem feinstofflichen Ebene ausgleichen können. Sie wirken nach dem Sender-und-Empfänger-Modell, d. h. eine bestimmte Blütenessenz hat eine ganz bestimmte Frequenz, die wiederum mit der Frequenz eines bestimmten Gemütszustandes übereinstimmt. Nimmt man diese Essenz ein, wird sie auf der seelischen Ebene auf ihr Äquivalent

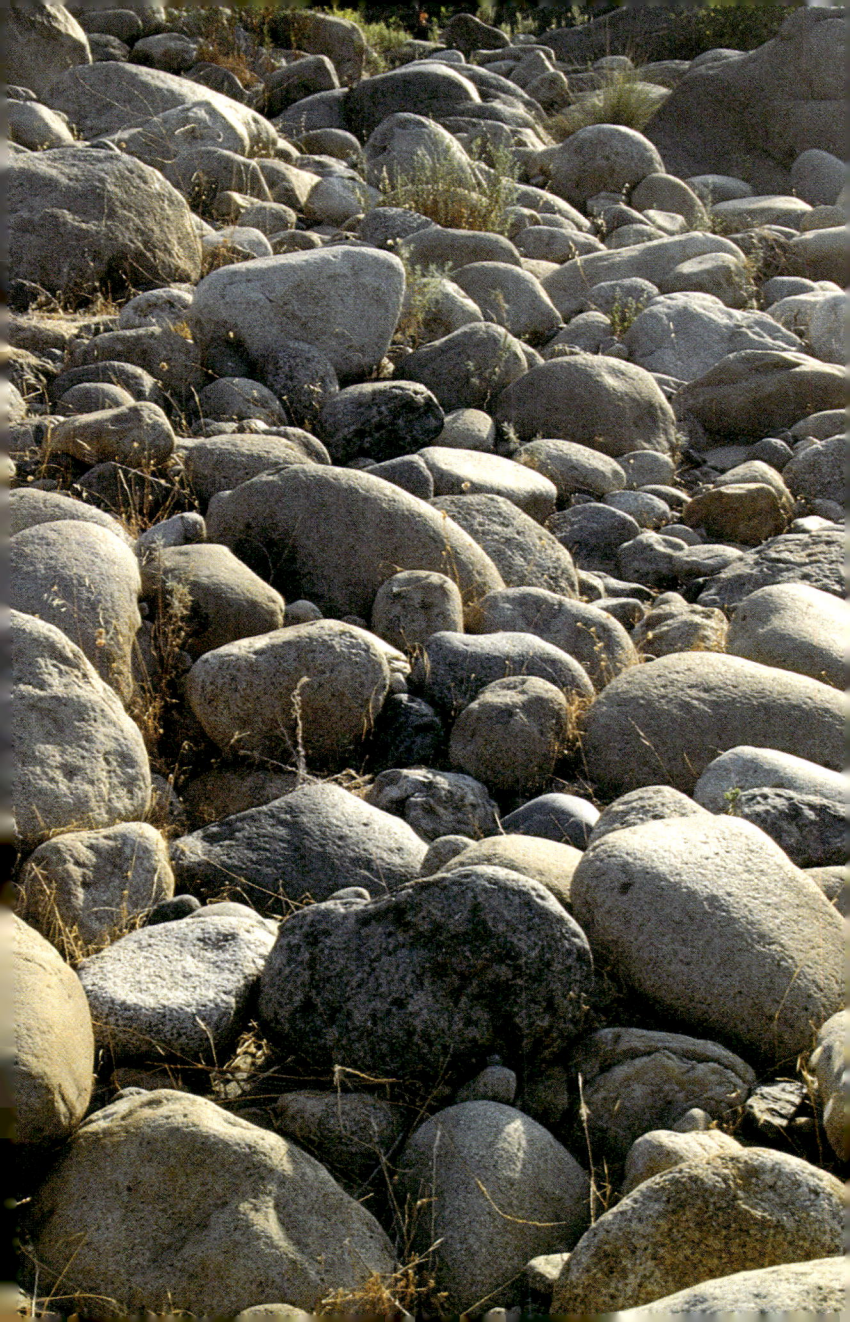

treffen und kann dann diese »Seelenfrequenz« wieder in ihren
harmonischen Zustand zurückführen. Das erklärt auch, war-
um eine falsch diagnostizierte Blütenessenz keine Wirkung haben kann. Sie findet nichts entsprechend Disharmonisches vor
und wird keine Veränderungen im Gefühlsleben des Menschen bewirken. Es ist also nicht möglich, mit Blütenessenzen
einen Menschen zu manipulieren oder ihn in irgendeine von
außen aufgesetzte Richtung zu zwingen. Blütenessenzen können ausschließlich harmonisierend wirken!

Blütenessenzen sind keine Drogen, die man einnehmen
muß, um sich glücklich und ausgeglichen fühlen zu können.
Auch kann man nicht davon abhängig werden oder in irgendeiner Form einen Schaden davontragen. Sie können
keine negativen Gemütszustände hervorrufen oder gar körperliche Symptome erzeugen.

Die Blütenessenzen können nicht mit pharmazeutischen
Medikamenten verglichen werden, da nur allerkleinste Kon-
zentrationen verwendet werden und so ein chemisch-bio-
logischer Effekt ausgeschlossen werden kann. Vielmehr arbeiten sie auf der Ebene von Schwingungen, vergleichbar
mit den Klangvibrationen schöner Musik oder mit den Farb-
schwingungen großer Kunstwerke. Edward Bach wünschte
sich, daß seine Essenzen in jeden Haushalt einziehen als Hilfe
zur Selbsthilfe, als einfache, leicht verständliche und vor allem für den medizinischen Laien anwendbare Methode. Er
wollte die Verantwortung für Gesundheit und seelisches
Gleichgewicht wieder in die Hände jedes einzelnen zurück-
geben. Sein Verständnis vom Beruf des Arztes war das eines

Wegbegleiters und weisen Ratgebers, der mit seinem Patienten gemeinsam zu dessen Wohl Entscheidungen trifft oder auf bestimmte Möglichkeiten hinweist. Er wußte, daß letztendlich seine Patienten den Weg ihrer Heilung selbst beschreiten müssen. Bach verstand seine Essenzen als Begleiter, damit der Patient diesen Weg der Heilung und der Selbstverwirklichung nicht allein gehen muß.

»Wie Gott uns in seiner Gnade Nahrung zum Essen gegeben hat, so hat er unter die Blumen des Feldes schöne Pflanzen gesetzt, die uns heilen, wenn wir leidend sind.« (Aus: Edward Bach, »Heile dich selbst«)

Natürlich kann man solche Entwicklungsschritte auch ohne fremde Hilfe machen. In unserer Gesellschaft ist die Ansicht weit verbreitet, daß eine Entwicklung erst wertvoll ist, wenn wir sie ganz allein vollbracht und uns nach Möglichkeit auch richtig dabei gequält haben. Es war Bachs Intention, ein Heilmittel zu finden, das die Menschen in ihrer persönlichen Entwicklung unterstützt. Er sah, wie seine Patienten sich unnötig quälten und oft lange, schmerzhafte Umwege gingen. Hierfür wollte er Hilfe schaffen. Er wünschte sich von ganzem Herzen, daß die Menschen es leichter haben und daß sie den direkten Weg wahrnehmen und gehen können, der vor ihren Füßen liegt.

In den Jahren meiner Arbeit mit den Blütenessenzen habe ich immer wieder beobachtet, daß diese wirklich in der Lage sind, manchen Entwicklungsschritt zu verkürzen, und helfen, schneller zur Ursache eines Problems vorzudringen.

Freilich sollte man nicht wegen jeder Stimmungsschwankung irgendwelche Blütenessenzen nehmen. Aber da, wo wir immer wieder anstoßen und nicht weiterkommen, da, wo uns die gleichen Probleme immer wieder begegnen, da können die Blüten eine Hilfe sein, den Alltag besser zu bewältigen und insgesamt gelassener und glücklicher zu sein.

Blütentherapie ist ein Weg der Selbsterkenntnis. In dem Maße, wie die Blüten uns helfen, können wir auch ein Stück weiter gehen, wir lernen uns selbst besser zu beobachten und richtig einzuschätzen. Die Blüten können uns helfen, immer wieder über uns selbst hinauszuwachsen!

In den Jahren 1930–36 entdeckte Edward Bach 38 Blüten von verschiedenen Bäumen und anderen Pflanzen, die er für geeignet hielt, negative Gemütszustände zu harmonisieren.

Seit 1978 wurden von den Kaliforniern Richard Katz und Patricia Kaminski nach und nach weitere 96 Blütenpflanzen entdeckt, die die Arbeit von Edward Bach erweitern und ergänzen. Diese werden zur Unterscheidung von den Bach-Blütenessenzen die »Kalifornischen Blütenessenzen« genannt. Die Bezeichnung bezieht sich allein auf die beiden Entdecker, denn die meisten der neuen 96 Blüten wachsen auch in Europa oder sind sogar hier beheimatet.

Während die Bach-Blütenessenzen mehr auf die allgemeinmenschlichen Gemütszustände wirken, gehen die kalifornischen Essenzen besonders auf die Probleme ein, die der einzelne in der heutigen Gesellschaft und Umwelt hat. Da kalifornische Blütenessenzen den gleichen Grundprinzipien folgen wie die Bach-Blütenessenzen, lassen sich alle Essenzen gut miteinander kombinieren und mischen.

Wie findet man die richtige Mischung?

Um mit der Einnahme von Blütenessenzen zu beginnen, ist es zunächst einmal nicht erforderlich, gleich in die Ursachenforschung einzusteigen. Denn die Blütentherapie funktioniert nach dem Zwiebelprinzip: Man fängt ganz außen an und trägt dann Schicht für Schicht ab. Für eine richtige Diagnose bedeutet das, seine Wahrnehmung zunächst ganz auf das äußerlich Sichtbare zu lenken.

Unser Intellekt ist darauf geschult, alles Erkennbare sofort zuzuordnen, zu bewerten und nach Ursachen und Gründen zu suchen. Für die Suche nach den richtigen Blüten ist es nötig, den Intellekt kurzzeitig auszuschalten und in die »innere Achtsamkeit« zu gehen. Also einfach nur hinschauen und beobachten, was da ist – ohne zu bewerten. Aus dieser intuitiven Haltung heraus kann man folgende Fragen stellen:

• Was fühle ich/wie fühle ich mich? Z. B. ängstlich, unsicher, einsam ...
• Was fehlt mir/was brauche ich jetzt? Z. B. Vertrauen, Ruhe, Kraft ...
• Was stört/nervt mich?
• Was begegnet mir immer wieder/was wiederholt sich?

Auf der Suche nach der richtigen Blütenmischung ist es sinnvoll, dazu auch einen guten Freund zu befragen. Das

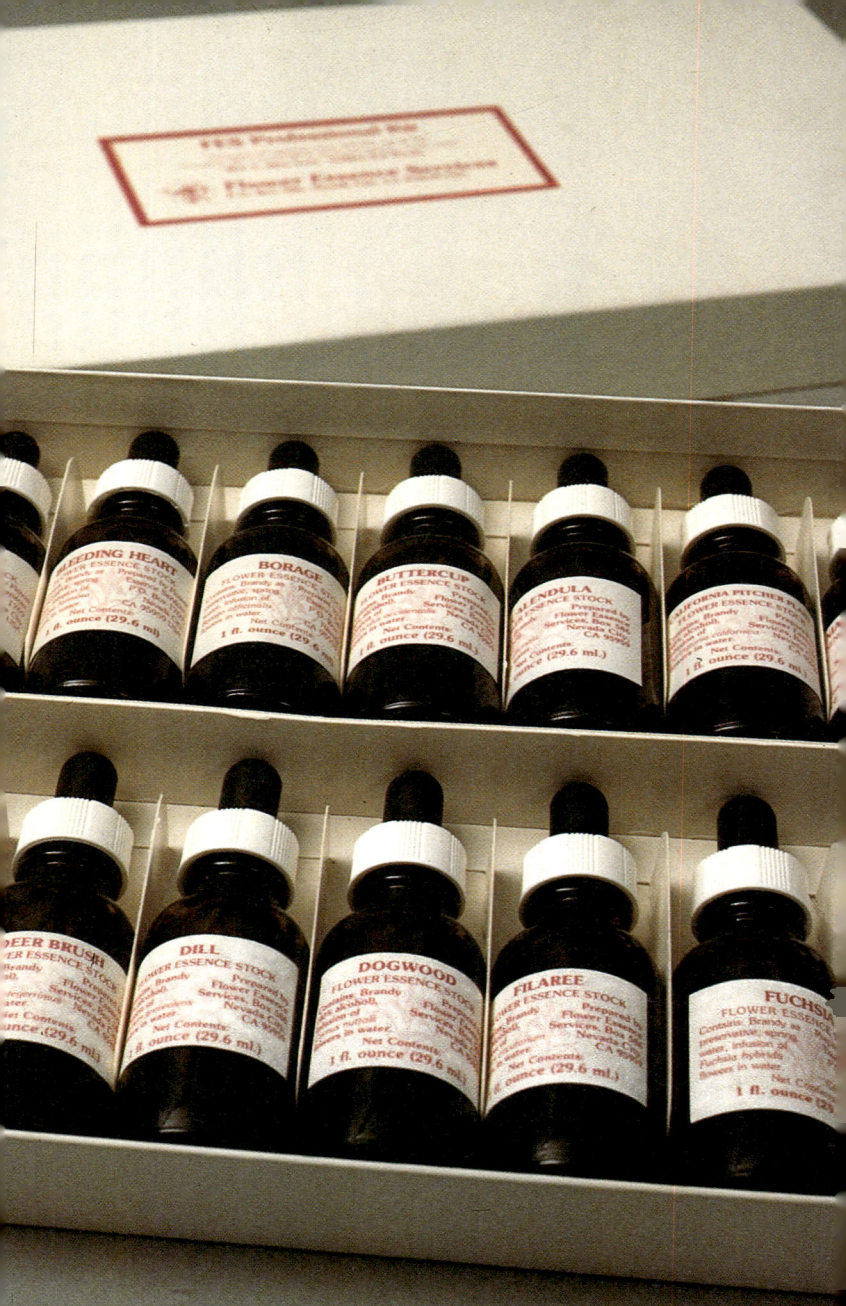

sollte jemand sein, der uns liebevoll und klar die Wahrheit sagen darf. Menschen, die nur rücksichtsvoll und nett sind, bringen uns nicht weiter!

Außerdem ist es wichtig, daß wir bei aller Selbsterforschung nicht den Humor verlieren. Um sich selbst auf die Schliche zu kommen, ist es hilfreich, innerlich einen Schritt zurückzutreten. Manches Problem verliert an Schwere, wenn wir es aus etwas Abstand betrachten und dabei auch über uns selbst lachen können.

Aus den gewonnenen Erkenntnissen zeigt sich dann, welche Blüten zu der gegenwärtigen Situation passen und eingenommen werden sollten. Man kann bis zu sechs Essenzen untereinander mischen, dabei sollte man darauf achten, daß sich so etwas wie ein »roter Faden« durch die Blütenmischung zieht. Das heißt, die Blüten sollen auf die vorrangigen Probleme eingehen, die von dem Betreffenden jetzt, in diesem Moment als schwierig und belastend erlebt werden. Es ist nicht sinnvoll, für jede vorübergehende Stimmung Blütenessenzen einzunehmen!

Auswahl für Kinder

Für Kinder ist es schwer, nach der oben beschriebenen Methode die richtige Mischung zu finden. Hier kommt uns aber die noch unverfälschte Intuition der Kinder zugute: Wenn Kinder und Eltern bereit dazu sind, dann kann man die Kinder ihre Mischung selbst wählen lassen. Dazu läßt man

die Kinder entweder aus dem ganzen Satz Blütenessenzen
ziehen, oder sie sollen sich aus den Abbildungen der Blüten
»ihre« Mischung aussuchen. Natürlich sollte man diese Auswahl auch noch einmal mit der aktuellen Problematik ver-
gleichen. Die Erfahrung zeigt jedoch, daß die Kinder in den
meisten Fällen genau die richtigen Essenzen wählen.

**Woran erkennt man
die Wirkung der Blütenessenzen?**

Sind die Essenzen richtig ausgesucht, kann man sehr bald
eine deutliche Veränderung der persönlichen Situation beobachten. Die meisten Menschen berichten nach der ersten
Einnahme von Blütenessenzen von einem Gefühl der Leich-
tigkeit und Unbeschwertheit. Die subjektive Wahrnehmung
verwandelt sich, und oftmals löst sich die Schwere einer Situation auf, und neue Perspektiven ergeben sich. Man kann
auch ein Gefühl einer heiteren Gelassenheit beobachten
oder der inneren Distanz zu den Situationen, in die man
vorher buchstäblich verwickelt war. Es ist, wie wenn die
Blüten uns herausheben und wir unsere Lebenssituation
quasi von oben betrachten. Von dort sieht alles ganz anders
aus, und wir können entdecken, wie eine mögliche Lösung
des Problems aussieht.

Von der Gesundheit der Seele profitiert natürlich auch unser
Körper. Viele Menschen berichten von dem Verschwinden
bestimmter körperlicher Symptome, mit denen sie sich bereits abgefunden hatten. Das gibt ihnen den Mut, den einge-

schlagenen Weg weiterzugehen und sich tiefer auf die Blütenessenzen einzulassen.

Es läßt sich eine eindeutige Entwicklung beobachten, und wenn die oberste Schicht abgetragen, also verarbeitet ist, treten nach einigen Wochen manchmal die darunter liegenden Seelenschichten zutage. Das ist ein deutlicher Hinweis, die Blütenmischung zu verändern. Die Blüten sollen mit der persönlichen Veränderung mitgehen und der neuen Gemütsverfassung angepaßt werden.

Zeigt sich nach spätestens 14 Tagen keinerlei Veränderung, kann man davon ausgehen, daß die Blütenmischung falsch ausgewählt wurde oder daß eine wichtige Blütenessenz fehlt. Die gegenwärtige Mischung muß also noch einmal vollständig überprüft werden.

Da die Blütentherapie eine unter vielen Möglichkeiten ist und kein Allheilmittel, kann es natürlich auch vorkommen, daß der eine oder andere nicht auf Blütenessenzen reagiert. Dann ist es sinnvoll, nach anderen Methoden zu suchen.

Anwendung und Dosierung

Blütenessenzen sind grundsätzlich gut verträglich und gehen keinerlei Wechselwirkung mit anderen Methoden oder Mitteln ein. Sie können keine körperlichen Symptome erzeugen und sind absolut unschädlich. Da die Essenzen auf einer extrem feinstofflichen Ebene wirken, ist eine Überdosierung nicht möglich.

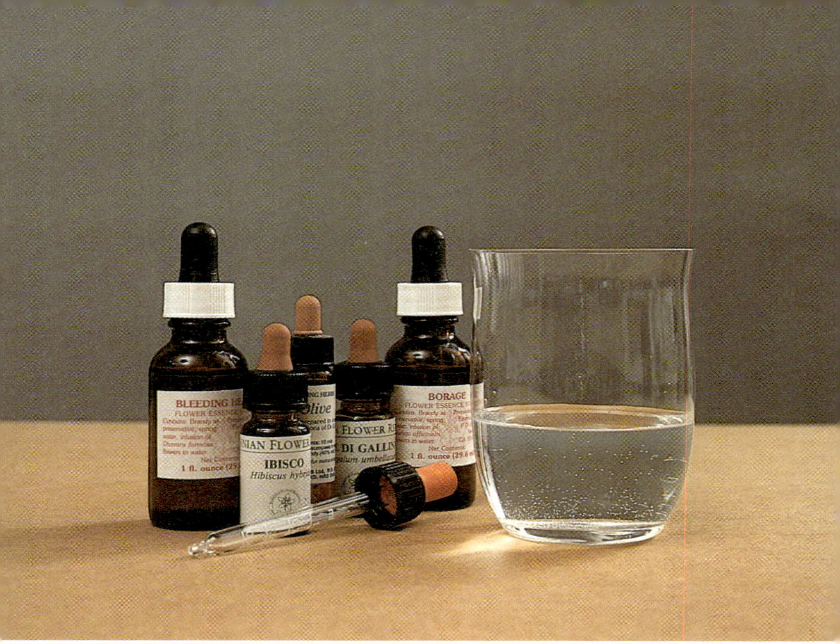
BORAGE
IBISCO
Olive

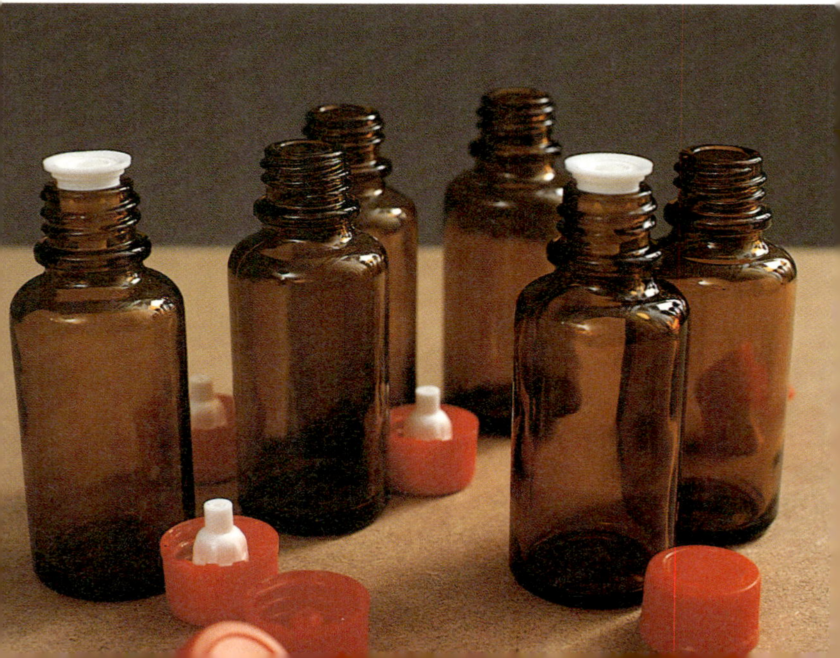

Die Blütenessenzen erhalten Sie in Apotheken (siehe Hinweise am Ende des Buches) in sogenannten Stockbottles. Das sind die Vorratsflaschen mit den Blütenessenzen, die dann aber erst auf Einnahmequalität verdünnt werden müssen.

Einnahme

In ein 30-ml-Fläschchen, das zu 1/3 mit Brandy (oder einem anderen etwa 43%igen Alkohol), zu 2/3 mit Quellwasser gefüllt ist, werden je drei Tropfen aus der Vorratsflasche (oder Stockbottle) der ausgewählten Essenzen gegeben. Wenn Alkohol nicht vertragen wird, kann statt dessen Obstessig genommen werden. Aus dem so zubereiteten Fläschchen nimmt man 4 x tägl. vier Tropfen. Wenn der Wunsch nach einer häufigeren Einnahme besteht, soll man diesem »Bedürfnis der Seele« ruhig nachgeben. (Auf Wunsch stellen auch manche Apotheken solche Einnahmeflaschen her.)

Für Kinder lassen sich auch kleinere Fläschchen (10 ml) ohne Alkohol zubereiten, wenn Sie vermeiden wollen, daß sich Ihr Kind an den Alkoholgeschmack gewöhnt.

In akuten Fällen ist es wirkungsvoller, von den ausgewählten Essenzen jeweils 1 – 2 Tropfen in ein Glas Wasser oder irgendein anderes Getränk zu geben. Diese Mischung wird dann in Abständen von 5 – 10 Minuten schluckweise eingenommen. Sobald eine Besserung eintritt, können die Abstände der Einnahme langsam vergrößert werden. Eventuell kann dann auch eine andere Mischung nötig werden.

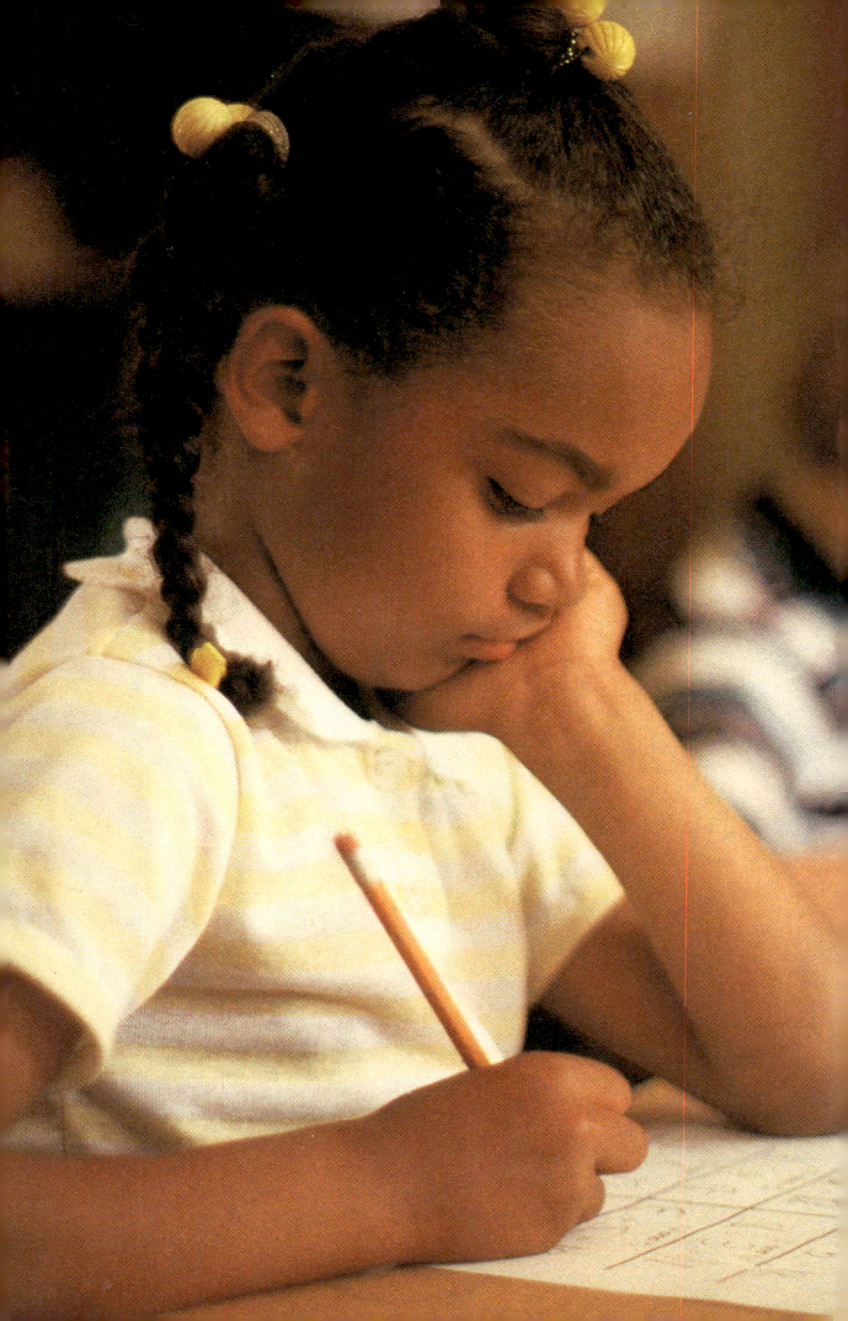

Schule und Lernen

Vorweg ein Wort an die Eltern: Eine Familie ist eine fest verbundene Einheit, in der Eltern und Kinder sich gegenseitig beeinflussen und in der ihre Verhaltensweisen stark voneinander abhängen. Das bedeutet für die Arbeit mit Blütenessenzen, daß ich den einzelnen nicht losgelöst von seiner Familie, von anderen ihn umgebenden Menschen in Schule oder Arbeitsstelle betrachten und behandeln kann. Diese verschiedenen Faktoren sind maßgeblich an der Entstehung bestimmter Verhaltensweisen und Probleme beteiligt. Dabei spielt die eigene Familie die größte Rolle.

Der zweite wichtige Faktor ist natürlich die Schule selbst. Schule stellt einen völlig anderen Rahmen dar als vorher der Kindergarten oder die Familie. Belastungen durch zu viele, teils schwierige Kinder, durch Gruppen- und Leistungsdruck, durch einseitige Förderung der kognitiven Fähigkeiten und durch überforderte oder erschöpfte Lehrer sind unvermeidbar.

Auf den folgenden Seiten finden Sie Beschreibungen von bestimmten Blütenessenzen, die für Ihr Kind in der Schule und beim Lernen eine Unterstützung sein sollen. Während Sie für Ihr Kind nach der richtigen Mischung der Essenzen suchen, sollten Sie sich auch Gedanken machen über Ihre eigene Einstellung zur Schule allgemein, zu bestimmten Lehrern Ihres Kindes, zu Leistung und Anpassung. Vieles von dem, was wir uns nicht eingestehen, bringen unsere Kinder durch ihre Verhaltensweisen zum Ausdruck und halten uns so einen klaren Spiegel vor. In meiner Praxis habe ich auch die Erfahrung gemacht, daß es manchmal schon ausreicht, nur die Eltern mit Blütenessenzen zu behandeln, woraufhin das Verhalten der Kinder sich scheinbar wie von selbst ändert.

Die Behandlung mit Blütenessenzen kann keine pädagogische oder psychologische Beratung und Diagnose ersetzen. In besonderen Fällen ist es sinnvoll, sich fachliche Hilfe und Unterstützung zu holen.

Agrimony
Odermennig

Thema   Auseinandersetzung mit Konflikten.

Symptome Innere Unruhe,
übertrieben fröhlich.

Agrimony ist die Essenz für den Klassenclown. Durch eine große Show überspielen diese Kinder ihre Fehler und Versäumnisse. Sie sind sehr beliebt in der Klassengemeinschaft, weil sie Spannungen und Konflikte gut überspielen können.

Die Agrimony-Kinder wehren sich selten, wenn sie angegriffen werden, sondern versuchen, durch Witz und Freundlichkeit dem Konflikt zu entfliehen. Sie machen oft einen sehr sorglosen Eindruck, obwohl sie innerlich unter quälenden Sorgen und Ängsten leiden.

Agrimony ermöglicht dem Kind einen besseren und ehrlicheren Umgang mit seinen Problemen und Sorgen.

California Poppy
Goldmohn

Thema   Zugang zur Phantasie.

Symptome   Kann sich nicht allein beschäftigen,
               Fernsehsucht,
               hat keine eigenen Ideen.

California Poppy ist eine wichtige Essenz für alle Kinder, die
sich nicht mehr allein beschäftigen können. Sie brauchen
dauernd Unterhaltung und Ablenkung, die von außen kommen muß. In vielen Fällen liefert der Fernseher diese ununt-
erbrochene Unterhaltung. Diese Kinder können kaum
mehr ein phantasievolles Spiel entwickeln, wie wenn ihre
inneren Bilder und Träume eingetrocknet wären. Durch die
Gewöhnung an vorbeilaufende Bilder leiden die Konzentra-
tionsfähigkeit und die Ausdauer.

California Poppy weckt die Phantasie wieder zum Leben
und schafft Zugang zum Reichtum der Seele. Man kann beobachten, daß die Kinder wieder intensiv spielen und nicht
mehr so häufig über Langeweile klagen. Ausgedehntes Spielen ist ein notwendiger Ausgleich für die oft einseitige Be-
schäftigung in der Schule und fördert die Konzentration und
die Begeisterungsfähigkeit.

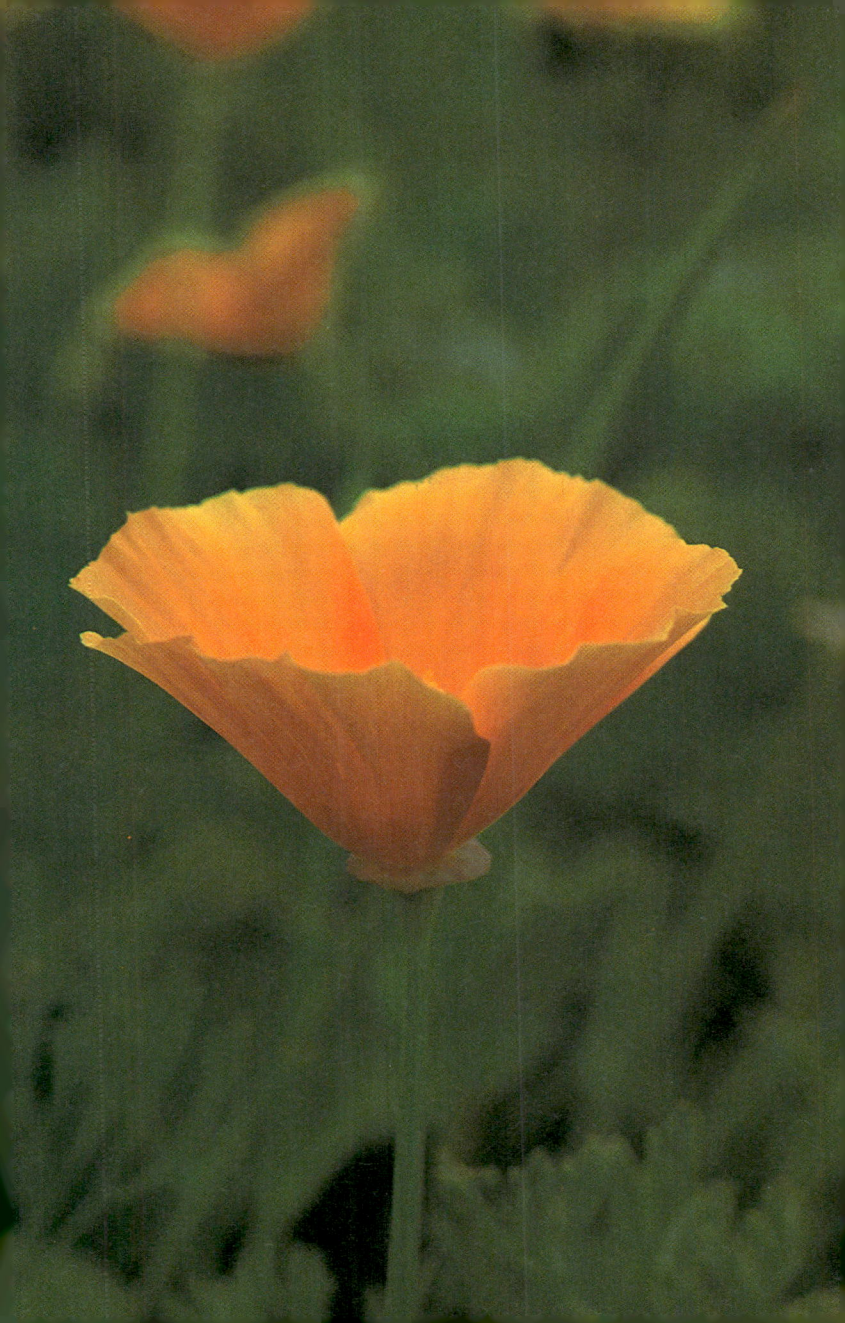

Chamomile
Hundskamille

Thema   Emotionale Ausgeglichenheit.

Symptome Ständige Unruhe, Hyperaktivität,
              muffig, nörgelnd,
              Schlafstörungen.

Chamomile ist immer dann angezeigt, wenn Kinder unter
emotionalen Anspannungen leiden, was sich häufig in einer
großen Unruhe bis hin zur Hyperaktivität äußert. Unverar-
beitete Konflikte aus der Schule oder aus der Familie können
sich in Schlafstörungen auswirken. Manche Kinder reagieren
auch mit Magenschmerzen und Verdauungsstörungen. Chamomile hilft auch Kindern, die schwer zufriedenzustellen
sind und oft nörgelig und schlecht gelaunt sind.

Die Hundskamille löst Spannungen und Übererregung, die
durch Streß und emotionale Konflikte entstehen. Sie fördert
innere Ruhe und einen harmonischen Schlaf.

Chestnut Bud
Kastanienknospe

Thema Lernfähigkeit.

Symptome Macht immer die gleichen Fehler,
Unaufmerksamkeit,
in Gedanken immer voraus.

Chestnut-Bud-Kinder sind in Gedanken immer zwei Schritte voraus, und sie nehmen kaum wahr, was sie jetzt im Moment tun. Durch diese Unachtsamkeit machen sie die gleichen Fehler immer wieder, ohne daraus zu lernen. Hierzu gehören die typischen Flüchtigkeitsfehler und alle Fehler, die immer wiederkehren.

Chestnut Bud ermöglicht eine größere Aufmerksamkeit für die Gegenwart und damit eine verbesserte Lernfähigkeit. Diese Essenz ist für alle Kinder hilfreich, die beim Lernen und Aufnehmen von komplexen Zusammenhängen Schwierigkeiten haben.

Clematis
Gemeine Waldrebe

Thema   Konzentration, Achtsamkeit.

Symptome   Geistig abwesend,
                       verträumt,
                       geringe Belastbarkeit.

Clematis-Kinder sind verträumt und wirken immer etwas
geistig abwesend. In der Schule möchten sie lieber mit den
Vögeln in der Natur fliegen als auf den langweiligen oder
schwierigen Stoff achten. Diese Kinder neigen bei Schwierigkeiten oder in Krisensituationen dazu, sich in ihre Träume zurückzuziehen und in Gedanken eine schöne,
harmonische Welt zu erfinden.

Clematis fördert Wachheit und Aufmerksamkeit für die gegenwärtige Situation. Sie steigert die Konzentrationsfähig-
keit und die Ausdauer beim Lernen.

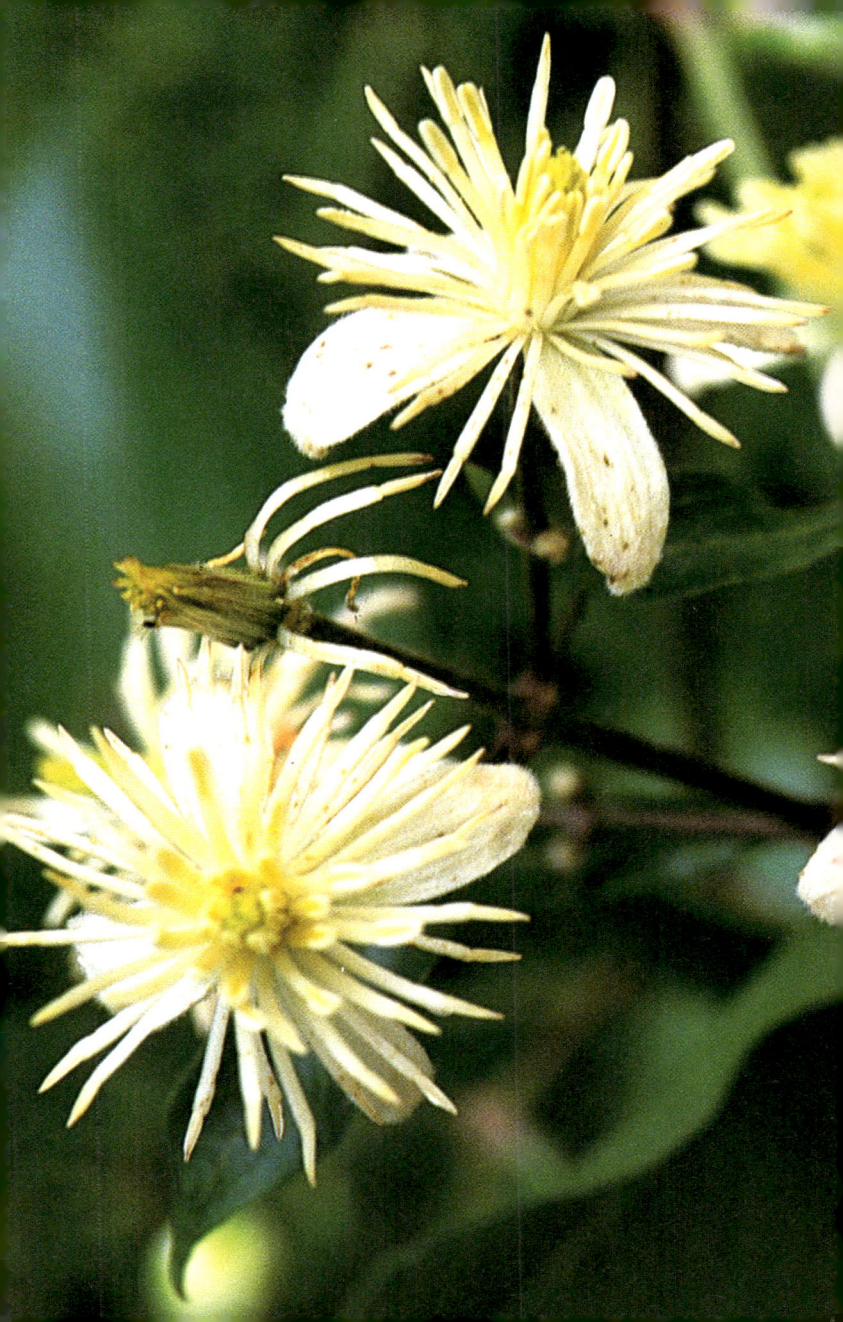

Dill
Dill

Thema   Verarbeiten von vielen Eindrücken.

Symptome Reizüberflutung,
              Verdauungsstörungen,
              Überforderung.

Unsere Kinder sind allgemein einer riesigen Flut von Reizen und Eindrücken ausgesetzt. In der Schule müssen die Kinder nicht nur dem Lehrstoff folgen können, sie müssen auch mit vielen Kindern, Lärm und Aggression zurechtkommen. Immer mehr Kinder leiden unter typischen Symptomen der Reizüberflutung, d. h. sie leiden unter Konzentrationsschwäche, Vergeßlichkeit und buchstäblichen Verdauungsstörungen.

Dill hilft, viele verschiedene Eindrücke zu verarbeiten, zu ordnen und richtige Prioritäten zu setzen. Sie ist eine wichtige Essenz für viele Schulkinder!

Gentian
Gefranster Enzian

Thema   Durchhaltevermögen und Selbstvertrauen.

Symptome Pessimistisch,
gibt schnell auf,
enttäuscht durch nicht erfüllte Erwartungen.

Gentian-Kinder suchen immer die Schuld für Fehler und Mißgeschicke in ihrer Umwelt. Wenn ihnen etwas nicht so gelingt, wie sie sich das vorstellen, geben sie schnell auf und machen andere dafür verantwortlich. Ein typischer Satz lautet: »Seht ihr, das hab ich euch gleich gesagt.«

Diese Essenz ist immer dann angezeigt, wenn ein Kind sehr enttäuscht oder frustriert und mutlos ist. Gentian ist eine wichtige Essenz für Prüfungen, dort fördert sie Ausdauer und Selbstvertrauen.

Elm
Ulme

Thema   Überblick und Ordnung.

Symptome   Lädt sich zuviel auf,
                    Überforderung,
                    hat keinen Überblick.

Elm wird sehr häufig gegeben, wenn bei den Kindern Symptome der Überforderung und ein allgemeines Zuviel zu beobachten sind. Viele neue Eindrücke und erhöhte Anforderungen führen leicht dazu, daß man den Überblick verliert und nicht mehr weiß, wie man seinen Aufgaben nachkommen soll. Elm ist auch angezeigt für Kinder, die sich viel zutrauen und sich dann gerne zuviel zumuten. Sie wollen alles gut machen und setzen sich selbst unter Druck.

Diese Essenz ist wichtig in Prüfungssituationen: Sie hilft, den Überblick zu behalten und angesichts vieler Aufgaben nicht den Mut zu verlieren.

Larch
Lärche

Thema   Kreativität und Selbstvertrauen.

Symptome   Fühlt sich unfähig,
               blockiert sich selbst,
               kennt die eigenen Fähigkeiten nicht.

Larch stärkt allgemein das Selbstvertrauen. Kinder, die Larch brauchen, trauen sich wenig zu. Sie machen in vielen Dingen nicht einmal einen Versuch, weil sie von sich ohnehin wissen, daß sie dies und jenes sicher nicht können. Sie suchen den Fehler immer bei sich selbst und nehmen jedes Scheitern als Bestätigung ihrer eigenen Unfähigkeit. Von Larch-Kindern kann man sehr oft »das kann ich nicht« hören.

Diese Essenz stärkt das Vertrauen in die eigenen Fähigkeiten und in die Kreativität. Sie ist eine wichtige begleitende Essenz für Schulanfang und Prüfungen.

Mimulus
Gefleckte Gauklerblume

Thema   Überwindung der Angst.

Symptome Sehr ängstlich,
                     großes Sicherheitsbedürfnis,
                     schreckhaft und geräuschempfindlich.

Angst ist ein wichtiges Thema im Zusammenhang mit Schule: Angst vor Veränderungen, vor dem Alleinsein, Angst vor den vielen unbekannten Gesichtern und der ungewohnten Umgebung.

Mimulus ist die Essenz für alle benennbaren Ängste, sie ist in der Lage, solche Ängste und Sorgen zu lindern oder ganz aufzulösen. Die Kinder können erkennen, daß es in Wahrheit die Angst selbst ist, die sie behindert, und finden den Mut, sich den Herausforderungen des Lebens zu stellen.

Madia
Madie

Thema   Konzentration.

Symptome   Läßt sich leicht ablenken,
kann nicht bei einer Sache bleiben,
unruhig und fahrig.

Immer mehr Kinder leiden unter Konzentrationsstörungen. Es ist ihnen nicht möglich, ihre Gedanken zu sammeln und sich ausschließlich mit einer Sache zu beschäftigen. Madia ist angezeigt, wenn Kinder alles andere tun als das, was sie gerade machen sollten. Sie reagieren auf die kleinste Ablenkung und können nicht bei der Sache bleiben. So brauchen manche Kinder zum Beispiel Stunden, um ihre Hausaufgaben zu erledigen.

Madia unterstützt die Konzentration und die Fähigkeit, die Gedanken zu sammeln und auf einen Punkt zu richten.

Indian Pink
Leimkraut

Thema   Innere Ruhe und Gelassenheit.

Symptome Leicht aus der Ruhe zu bringen,
              nimmt schnell Hektik und Chaos aus der
              Umgebung auf,
              möchte sich am liebsten verkriechen.

Manche Kinder haben große Schwierigkeiten, in Gruppen
zu arbeiten. Sie lassen sich leicht durch äußere Hektik und
Betriebsamkeit aus dem Gleichgewicht bringen und werden
dann selbst unachtsam und fahrig. Andere Kinder reagieren
vielleicht mit Unruhe oder Aggressivität auf die Atmosphäre
ihrer Umgebung, wieder andere möchten sich am liebsten
verkriechen. Indian-Pink-Kinder können sich nicht abschir-
men gegenüber chaotischen oder extrem lebhaften Gruppen
und lassen sich schnell aus der Bahn werfen.

Indian Pink gibt die Fähigkeit, trotz äußerer Hektik oder er-
höhter Anforderungen ruhig und gelassen zu bleiben. Die
Essenz stärkt das innere Gleichgewicht und gibt einen
Schutz gegenüber der Gruppe.

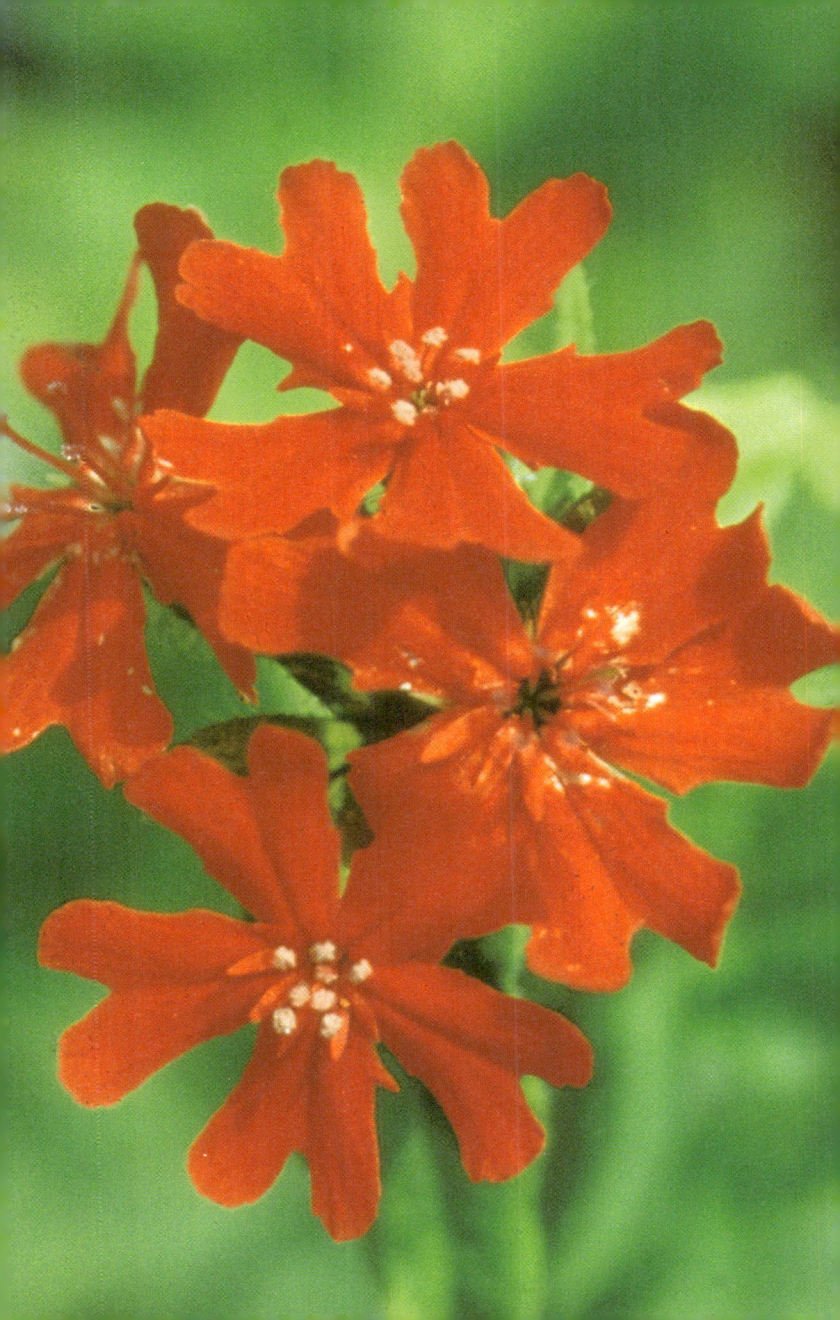

Peppermint
Pfefferminze

Thema   Geistige Wachheit und Aufmerksamkeit.

Symptome   Geistig träge,
                lernt nicht gern,
                schlechte Merkfähigkeit.

Peppermint-Kinder lernen langsam und schwerfällig. Komplexe Zusammenhänge zu erfassen, fällt ihnen schwer, und sie ermüden leicht. Peppermint regt die intellektuellen Fähigkeiten an und ermöglicht ein waches und klares Denken.

Diese Blüte ist sehr hilfreich, wenn man auf große Prüfungen lernen muß und viel Stoff zu bewältigen ist. Peppermint unterstützt die Konzentration und die Merkfähigkeit.

Walnut
Walnuß

Thema   Veränderung und Neubeginn.

Symptome Kann sich nicht auf neue Situationen einstellen,
Angst vor Neuem,
leicht beeinflußbar.

Walnut wird bei allen tiefgreifenden Veränderungen im Leben eingesetzt. Walnut nimmt die Angst vor der neuen, ungewohnten Situation, hilft, sich darauf vorzubereiten, und stärkt die Persönlichkeit. Somit ist Walnut sehr hilfreich am Schulanfang oder bei Schulwechsel, um sich in der neuen Umgebung zurechtzufinden.

Außerdem unterstützt Walnut die Eltern, sich auf die neue Familiensituation und den veränderten alltäglichen Rhythmus einzustellen.

White Chestnut
Roßkastanie

Thema   Konzentration und Klarheit der Gedanken.

Symptome   Kreisende Gedanken,
               kann nicht abschalten,
               Schlafstörungen.

White Chestnut ist wichtig für alle Kinder, die nicht abschalten können. Am Abend kreisen noch die Gedanken um die Aktivitäten des Tages und hindern sie am Einschlafen. Oft radeln die Gedanken im Kopf wie ein Hamster im Tretrad. Für Kinder, die sehr viel grübeln und nachdenken, ist White Chestnut hilfreich, um Ruhe in den Kopf zu bringen. Solche Gedankenkreisel verhindern auch ein konzentriertes Arbeiten, weil der Kopf ständig mit etwas anderem beschäftigt ist. In Prüfungen bleiben diese Schüler in Gedanken gerade an den Aufgaben hängen, die sie nicht können, und blockieren sich dabei selbst.

White Chestnut klärt die Gedanken und bringt Stille und Konzentration in den Kopf.

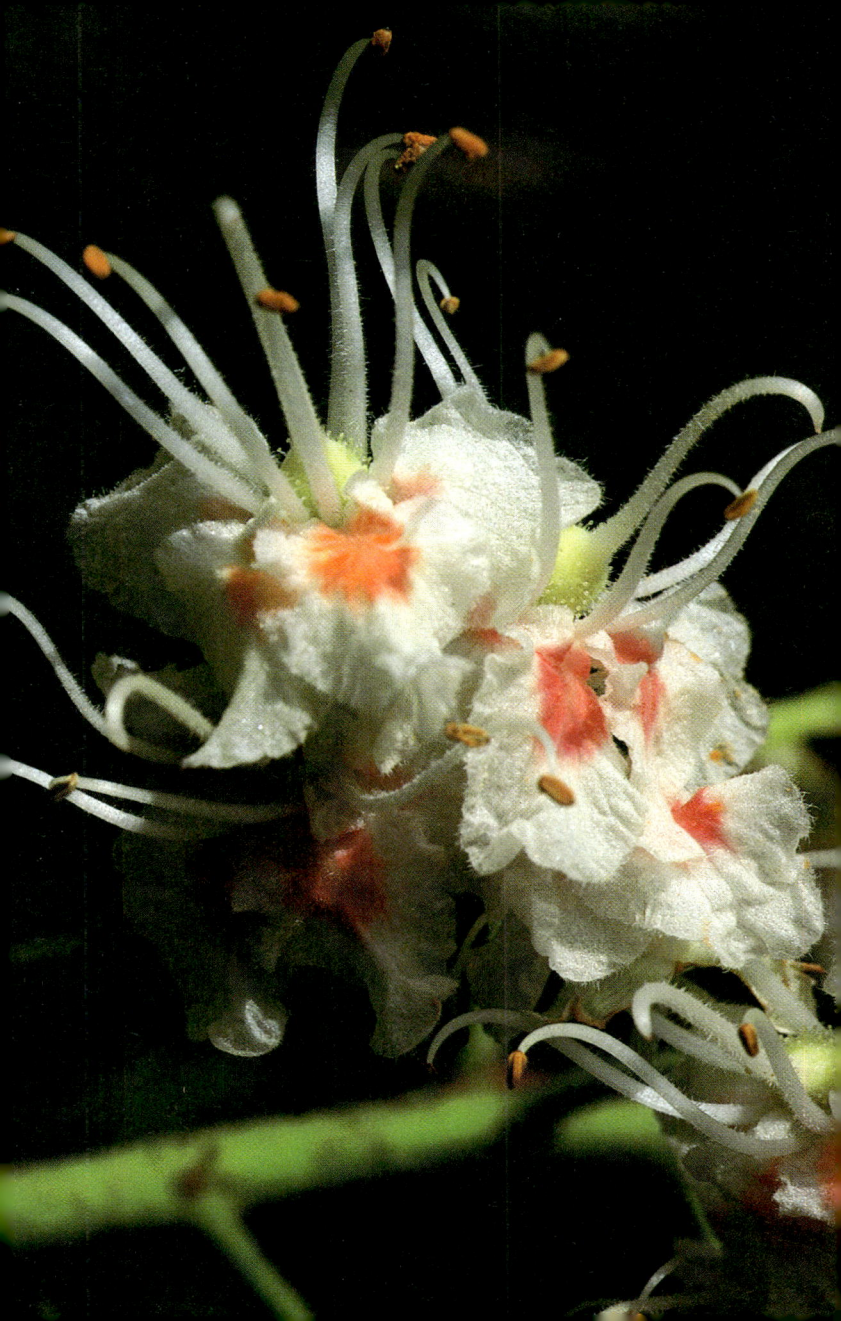

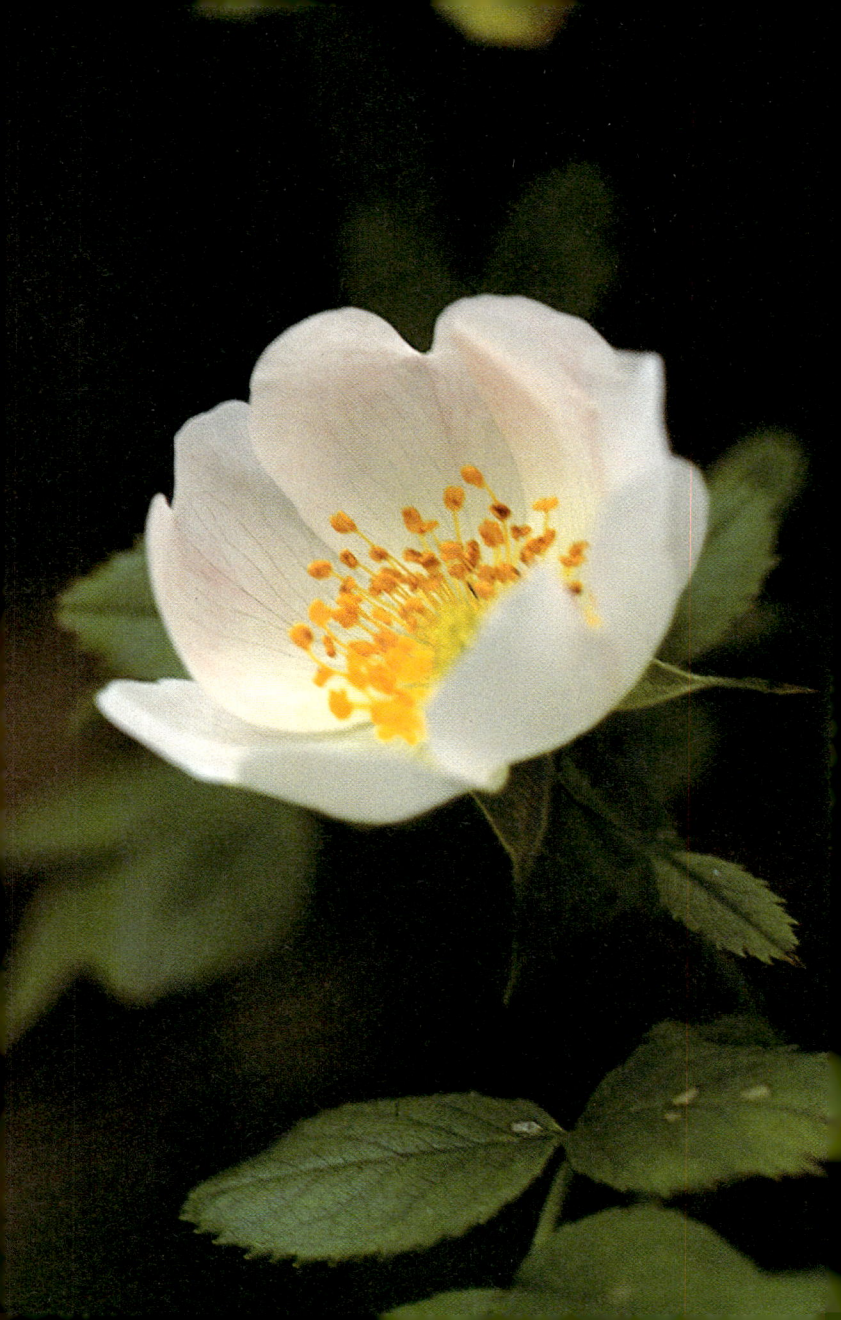

Gruppenzugehörigkeit

Hier werden die typischen Blütenessenzen für die Themenbereiche Kontaktprobleme und Schwierigkeiten bei der Eingliederung in eine Gruppe beschrieben:

Centaury *Tausendgüldenkraut*

Eine Hilfe für alle Kinder, die sich nicht durchsetzen können, sich nicht wehren und sich ausnützen lassen. Häufig handelt es sich um kleinere, schwächere Kinder, die sehr sensibel und übermäßig hilfsbereit sind. Ihre Hilfsbereitschaft kann so weit gehen, daß sie ihre eigenen Interessen ganz vergessen. Centaury unterstützt die Willenskraft und eine gesunde Abgrenzung von den Wünschen der anderen.

California Wild Rose *Kalifornische Heckenrose*
(Abb. linke Seite)

Eine wichtige Essenz für totale Lustlosigkeit und Teilnahmslosigkeit − das »Null-Bock«-Gefühl. California Wild Rose schenkt wieder Begeisterungsfähigkeit und Verantwortungsgefühl.

Goldenrod *Goldrute*

Goldenrod ist angezeigt für Kinder, die sehr viel Aufmerksamkeit durch negatives Verhalten fordern. Diese Essenz
hilft ihnen, sich in der Gruppe zu behaupten und trotzdem
ein angemessenes Verhalten zu zeigen.

Impatiens *Springkraut*

Impatiens ist eine Essenz für ungeduldige Kinder, die schnell
zornig und ungehalten werden, wenn etwas nicht nach ihren
Wünschen geschieht. Sie möchten alles sehr schnell und
möglichst sofort haben und können dabei sehr hartnäckig
und nervend sein.

Water Violet *Sumpfwasserfeder*

Für sehr stille Kinder, die immer etwas distanziert und
manchmal arrogant wirken. Sie sind die Außenseiter einer
Gruppe und bleiben lieber allein, als sich mit den »blöden«
anderen auseinanderzusetzen.

Mallow *Malve (Abb. rechte Seite)*

Mallow-Kinder finden schwer Anschluß und Freunde in der
Klasse. Sie sind eher schüchtern und trauen sich nicht, auf
andere zuzugehen. Häufig haben sie Angst vor Zurückwei-
sung oder vor zuviel Nähe.

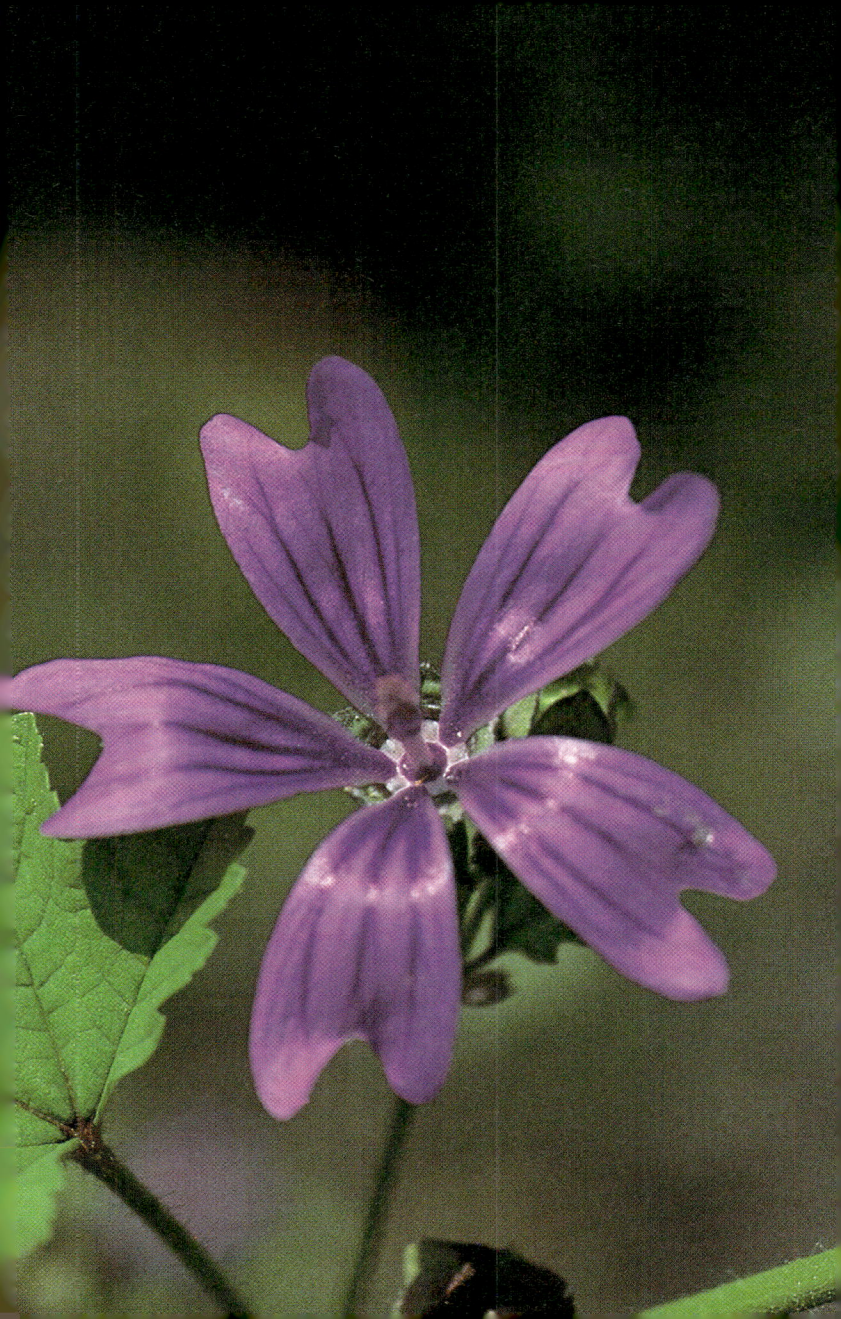

Quaking Grass *Großes Zittergras*

Diese Essenz unterstützt das Miteinander in einer Gruppe und ist deshalb für alle wichtig, die Probleme haben, sich in die Gruppe einzugliedern. Hier geht es darum, die Mitte zwischen Eigenständigkeit und Gemeinwohl zu finden.

Saguaro *Riesensäulenkaktus*

Für die Rebellen in einer Klasse, die ohne Unterscheidung erst einmal jede Autorität ablehnen und auf jedes Angebot zunächst mit Ablehnung reagieren. Auch hier geht es um den Mittelweg zwischen einem berechtigten Anzweifeln alter Ordnungen und Vorschriften und dem Annehmen von sinnvollen Regeln des Zusammenlebens.

Trumpet Vine *Trompetenwinde (Abb. rechte Seite)*

Diese Essenz unterstützt alle, deren sprachlicher Ausdruck in irgendeiner Form blockiert ist, z. B. durch Stottern. Meistens werden solche Sprachstörungen auch von einer Unsicherheit in der Mimik und Gestik begleitet.

Violet *Veilchen*

Violet-Kinder sind extrem schüchtern und können sich kaum in einer Gruppe behaupten. Sie fühlen sich durch eine Gruppe bedroht und möchten sich am liebsten verkriechen.

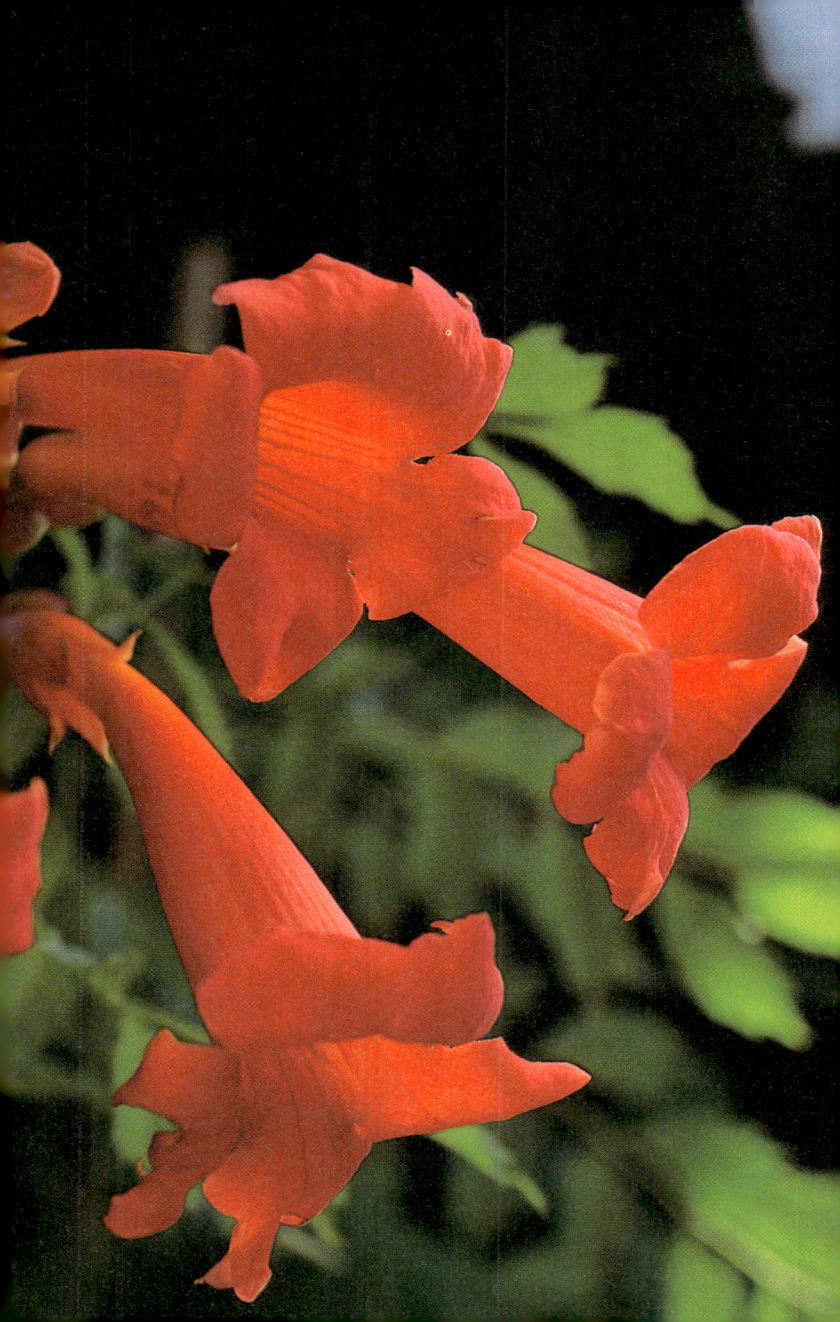

Sunflower *Sonnenblume*

Sunflower hilft jenen, die zwischen Selbstverleugnung und
Selbstüberschätzung hin- und herschwanken. Häufig hängt
dieser Mangel an Selbstwertgefühl mit einem schlechten
Verhältnis zum Vater zusammen

Vine *Weinrebe*

Vine-Kinder sind sehr starke Persönlichkeiten, die ihre Mit-
schüler gängeln und herumkommandieren. Häufig sind sie
die Anführer einer Gruppe, können dabei schwer zurück-
stecken oder einen Fehler eingestehen. Sie wissen genau,
was sie wollen, und setzen dies auch um jeden Preis durch.

Pink Yarrow *Rosa Schafgarbe*

Pink-Yarrow-Kinder sind sehr empfänglich für die Stimmungen und Gefühle anderer. Wie ein Schwamm saugen sie
alles, was sie umgibt, auf und machen es zu ihrem Eigenen.
Sie können sich nicht von negativen Gefühlen ihrer Mit-
menschen abgrenzen und leiden häufig unter dieser zu großen Offenheit.

Überblick

In dieser Übersicht werden auch Essenzen genannt, die im vorderen Teil nicht ausdrücklich besprochen sind.

Ablenkbarkeit

Agrimony überspielt Probleme und Sorgen, spielt den Clown, innere Unruhe

Clematis kann sich nicht konzentrieren, ist häufig geistig abwesend, Träumer

Madia sehr leicht ablenkbar, chaotische Gedanken, Konzentrationsschwäche

Scleranthus sehr sprunghaft in Vorlieben und Stimmungen, unentschlossen

Aggressionen

Holly für die unterdrückte Wut, bei Neid, Haß, Eifersucht, bei A. unter Geschwistern

Sunflower für A. und Neigung zu Überheblichkeit, wenn der Vater fehlt

Tiger Lily ist sehr streitlustig, Machoverhalten

Trillium wenn es um die Machtposition in der Klasse oder Familie geht

Vine will unbedingt den eigenen Willen durchsetzen, mangelnde Rücksichtnahme

Angst

Aspen	bei unbenennbarer, unheimlicher A.
Blackberry	A. vor dem Tod der Eltern (häufig bei 9- bis 11jährigen)
Heather	bei A. vor dem Alleinsein, braucht sehr viel Zuwendung
Mimulus	Schul- und Versagensangst, benennbare A.
Red Chestnut	macht sich Sorgen um die Eltern
Rock Rose	panische A., Blackout
Saint John's Wort	nächtliche A., Alpträume, Schlafwandeln

Antriebslosigkeit

Clematis	für Tagträumer mit wenig Interesse an der Gegenwart
Hornbeam	kann sich nicht aufraffen – findet den Anfang nicht
Nasturtium	A. und Müdigkeit durch einseitige Kopfarbeit
Peppermint	für geistige Trägheit und schlechtes Aufnahmevermögen
Tansy	bei Trägheit und Bequemlichkeit

Ausdauer

Gentian	gibt beim geringsten Widerstand auf, leicht enttäuscht und entmutigt

Madia   kann die Gedanken nicht zusammen-
halten und sich auf einen Punkt konzentrieren

Scleranthus   sehr wechselhaft und unentschlossen

Außenseiter

Goldenrod   wenn Kinder nur durch Negativver-
halten auffallen

Sweet Pea   für Kinder, die sich nicht in eine Gemeinschaft einfügen können, bei dem
Gefühl, entwurzelt zu sein

Quaking Grass   kann seine eigenen Interessen nicht einer Gemeinschaft unterordnen, för-
dert den Teamgeist

Water Violet   grenzt sich von anderen ab, macht am
liebsten alles allein

Bettnässen

Crab Apple   harmonisiert das Gefühl für die eigenen Körperausscheidungen

Larch   für das Gefühl, minderwertig und unfähig zu sein

Mimulus   bei Angst vor den Eltern, bei Versa-
gensangst

Saint John's Wort   besonders hilfreich bei B. und nächtli-
chen Angstzuständen

Eltern

Mariposa Lily für die Mutter-Kind-Beziehung,
wenn man sich ungeliebt und zurück-
gewiesen fühlt

Red Chestnut wenn Kinder sich um ihre Eltern Sorgen machen

Saguaro wenn E. und andere Autoritäten
grundsätzlich abgelehnt werden,
wenn Kinder immer erst nein sagen

Sunflower für die Vater-Kind-Beziehung, bei
fehlendem Vater

Fernsehen

California Poppy bei Fernsehsucht, wenn Kinder nicht
mehr spielen können

Geborgenheit/Schutz

Angelica gibt G. in Gott, bei tiefen Ängsten und
Schlafstörungen

Mariposa Lily bei Verlust der Mutter, wenn Kinder
sich schutzlos ausgeliefert fühlen

Mountain Pennyroyal Schutz gegenüber negativen Gedanken

Pink Yarrow Schutz bei Überempfindlichkeit gegenüber Gefühlen und Stimmungen
anderer

Red Clover	wenn die Emotionen in einer Familie außer Kontrolle geraten
Saint John's Wort	stärkt das innere Licht, für dünnhäutige Kinder
Yarrow	Schutz gegenüber negativen Umwelteinflüssen, bei Allergien
Walnut	stärkt die Persönlichkeit gegenüber Fremdeinflüssen, gibt Schutz in neuen Lebenssituationen

Kontaktschwierigkeiten

Mallow	findet schwer Freunde und kann Freundschaften nicht aufrechterhalten
Violet	fürchtet sich in einer Gruppe, sehr schüchtern
Water Violet	stille, zurückhaltende Kinder, Außenseiter

Kummer

Agrimony	verbirgt K. und Sorgen hinter einer fröhlichen Fassade
Honeysuckle	sehnt sich nach der Vergangenheit, Scheidungskinder
Star of Bethlehem	bei Schockerlebnissen und großer Seelennot
Sweet Chestnut	große Verzweiflung, Ratlosigkeit
Yerba Santa	für traurige, melancholische Kinder

Prüfung

Elm	für das Gefühl der Überforderung
Gentian	für Kinder, die zu schnell aufgeben
Larch	fördert das Selbstvertrauen
Mimulus	für Prüfungsangst
White Chestnut	bei kreisenden Gedanken, die die Konzentration verhindern

Pubertät

Cherry Plum	bei Neigung zu Hysterie und zwanghaftem Verhalten
Crab Apple	bei dem Gefühl, häßlich zu sein, bei Hautunreinheiten und Akne
Manzanita	hilft, die Veränderungen des Körpers anzunehmen
Saguaro	sagt grundsätzlich nein, Konflikt mit Eltern und Lehrern etc.
Walnut	unterstützt und stärkt die Persönlichkeit in Phasen der Veränderung

Reizüberflutung

California Poppy	braucht ständige Unterhaltung, hat keine eigenen Ideen mehr
Dill	bei Schwierigkeiten, viele verschiedene Eindrücke zu verarbeiten
Yarrow	Schutzessenz gegen negative Umweltreize

Selbstvertrauen

Buttercup fühlt sich wertlos, hat den Eindruck, nichts zu können

Larch erwartet zu versagen, traut sich wenig zu

Sunflower bei Neigung zu Selbstverleugnung, fehlender Ich-Ausdruck

Sprachstörungen

Garlic bei nervösen Ängsten und Lampenfieber

Larch unterstützt das Selbstvertrauen

Trumpet Vine bei S., fördert den Selbstausdruck, auch in Mimik und Gestik

Überaktivität

Chamomile bei Ü. und großer Unruhe, bei emotionalen Anspannungen

Impatiens für ungeduldige, hektische Kinder

Vervain setzt sich selbst unter Druck durch übergroße Begeisterungsfähigkeit, möchte vieles gleichzeitig lernen und erfahren

Anhang

Literatur

Zum Thema Schule und Lernen:

Doris Brett: Anna zähmt die Monster. Therapeutische Geschichten für Kinder, Iskoppress, Salzhausen 1993

Paul & Gail Dennison: EK für Kinder, EDU-Kinestetik für Eltern, Lehrer und Kinder jeden Alters, VAK Verlag, Freiburg 1994

Gabriele Faust-Siehl: Mit Kindern Stille entdecken, Diesterweg, Frankfurt 1991

S. Friedrich/V. Friebel: Entspannung für Kinder, rororo, Reinbek 1992

Thomas Gordon: Familienkonferenz, rororo, Reinbek 1986

Friedrich Hagedorn(Hrsg.): Kindsein ist kein Kinderspiel, Fischer, Frankfurt 1987

Jirina Prekop: Der kleine Tyrann, Kösel, München 1989

Frederic Vester: Denken Lernen Vergessen, dtv, München 1985

Ulrike Zöllner: Die Kinder vom Zürichberg, Kreuz Verlag, Zürich 1994

Zum Thema Blütentherapie:

Dirk Albrodt: Gesund durch Blütenessenzen, Laredo Verlag, München 1990

Edward Bach: Blumen, die durch die Seele heilen, Hugendubel, München 1978

–: Gesammelte Werke, Aquamarin Verlag, Grafing 1988

Edward Bach/ Jens-Erik R. Petersen: Heile dich selbst mit den Bach-Blüten, Knaur Verlag, München 1988

Julian Barnard: Blüten für die Seele, Integral Verlag, Wessobrunn 1987

–: Das Bachblüten-Wunder, Heyne Verlag, München 1989

Götz Blome: Mit Blumen heilen, H. Bauer Verlag, Freiburg 1990

–: Das neue Bach-Blüten-Buch, H. Bauer Verlag, Freiburg 1992

Philipp M. Chancellor: Handbuch der Bach-Blüten, Aquamarin Verlag, Grafing 1988

Anette Frankenberger: Die Kalifornischen Blütenessenzen, Knaur, München 1993

Beate Helm: Die Heilkräfte der Kalifornischen Blütenessenzen, Aquamarin Verlag, Grafing 1990

Judy Howard: Bach-Blütentherapie für Frauen, Aurum Verlag, Braunschweig 1994

Richard Katz & Patricia Kaminski: Flower Essence Repertory, Revised and Expanded Edition, Nevada City 1994

Dietmar Krämer/Helmut Wild: Neue Therapien mit Bach-Blüten, Bd. 1–3, Ansata Verlag, Interlaken 1990

Ilse Maly: Blüten als Chance und Hilfe, Selbstverlag, Salzburg 1991

Beatrice C. Müller/Siegfried Köpfer: Blütenbilder – Seelenbilder, Aurum Verlag, Braunschweig 1991

Mechthild Scheffer: Bach-Blütentherapie, Hugendubel, München 1981

–: Erfahrungen mit der Bach-Blütentherapie, Hugendubel, München 1984

Mechthild Scheffer/Wolf-Dieter Storl: Die Seelenpflanzen
    des Edward Bach, Hugendubel, München 1991
Sigrid Schmidt: Bach-Blüten für Kinder, Gräfe und Unzer,
    München 1994
Nora Weeks: Edward Bach, Hugendubel, München 1988
Nora Weeks/Victor Bullen: 38 Bach Original Blütenkon-
    zentrate, Jungjohann Verlag, Stuttgart 1992

Bildnachweis

Bezugsquellen für Blütenessenzen:

LF–Naturprodukte	Treenering 105
	Postfach 22
	D-24851 Eggebek
	Tel. 04609/1526
	Fax: 04609/1535
Drogerie Wimmer	St.-Berthold-Allee 23
	A-4451 Garsten
	Tel. 0043/7252/53131
	Fax: 0043/7252/531316
Chrüter-Drogerie Egger	Unterstadt 28
	CH-8200 Schaffhausen
	Tel. 0041/53/245030
	Fax: 0041/53/246457
Flower Essence Society »FES«	Richard Katz und Patricia Kaminski
	Box 1769
	Nevada City
	USA-95959 California
MILAGRA AG	CH-Stüsslingen
	Tel. 0041/62/1557500 und
	0041/62/482120 (Auskunft)
	Fax: 0041/62/482727
	in Deutschland:
	Tel. gratis: 0130/814139
	in Österreich:
	Tel. gratis: 0660/8195
	Fax: 050/62/482727
	in Spanien (Hauptsitz):
	Los Banos de Saladaviciosa
	Tel. 0034/56/687292

Index